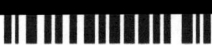

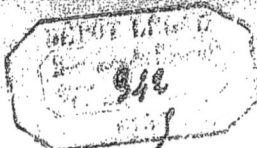

INSTRUCTION POPULAIRE

SUR

LES MOYENS PRÉSERVATIFS ET CURATIFS

DU CHOLÉRA

Par POURRET,

Médecin Consultant.

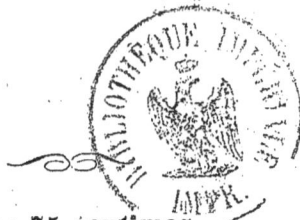

Prix : 75 centimes.

MARSEILLE,

TYPOGRAPHIE VEUVE MARIUS OLIVE,
Rue Mazade, 28.

1855.

AVANT-PROPOS.

Dès qu'une épidémie se déclare dans un pays et qu'elle y exerce des ravages, il est du devoir du praticien, qui croit avoir quelques moyens utiles à proposer, de faire connaître ses observations. Toutes ne sont pas également bonnes, il est vrai, mais chacune d'elles est une pierre de plus pour l'édifice à l'élévation duquel tout médecin doit contribuer dans la mesure de ses forces.

Encouragé par cette pensée et par les succès que j'ai obtenus dans le traitement du choléra, je me permettrai de proposer quelques moyens préservatifs et curatifs. Le mode que je vais exposer est tout à la fois simple, peu coûteux et facile à employer pour les personnes étrangères à la médecine ; de sorte qu'il convient à tout le monde, mais plus particulièrement à la classe ouvrière et aux habitants de la campagne, privés le plus souvent des secours de médecin.

INSTRUCTION POPULAIRE

SUR LES MOYENS PRÉSERVATIFS ET CURATIFS

DU CHOLÉRA.

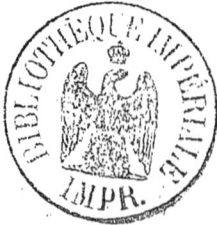

Le mot *Choléra* est composé de deux mots grecs qui signifient *flux de bile*, *flux d'intestins*; selon M. Jobard, il dériverait de deux mots hébreux *choli, ra*. Cette maladie est la plus aiguë et la plus terrible de toutes, à l'exception de la peste et de quelques autres maladies pestilentielles : elle a reçu diverses dénominations, entr'autres celles de *choléra-morbus*, *passion cholérique*, *trousse-galant*, etc. On le divise en choléra sporadique et choléra épidémique ou asiatique. (Voyez les auteurs qui ont écrit sur cette matière.) La fin de l'été et le commencement de l'automne favorisent le plus son développement. D'après Sydenham, ce seraient les seules saisons dans lesquelles le vrai choléra se manifeste. Cependant on le voit surgir dans d'autres époques, en hiver même. Néanmoins, il est bien démontré que les pays chauds y sont plus exposés que les pays froids : ainsi il est très-commun dans certaines contrées méridionales de l'Amérique, de l'Arabie, de l'Inde, de la Mauritanie et autres pays chauds.

Le milieu dans lequel nous vivons, modifiant sans cesse notre manière d'être , peut nous abattre ou nous donner des forces, entretenir la santé ou déterminer des maladies , selon que les principes constituants restent ou ne restent pas dans les proportions requises et convenables. C'est ainsi que les miasmes malfaisans répandus dans l'atmosphère , ont sur la production des maladies une influence très marquée , qu'un air chargé d'émanations délétères de toutes espèces prédispose aux maladies pernicieuses ou les détermine plus ou moins promptement, selon l'intensité des principes hétérogènes qui y sont suspendus et la disposition des individus à en être affectés. Certaines constitutions atmosphériques , la succession des saisons , la situation des lieux et la position topographique coopèrent , par leur concours avec d'autres causes prédisposantes ou occasionnelles, au développement du choléra.

Parmi ces causes on cite , de l'aveu de tous les praticiens, les passions tristes de l'âme , la crainte (la peur qui relâche tout , a dit le célèbre Zimmermann, facilite l'entrée de tous les principes hétérogènes dont l'air peut être chargé) , un accès de colère , une terreur subite, une trop grande quantité d'aliments de nature indigeste, comme les abricots, les figues, les champignons ; l'abus des liqueurs spiritueuses, et une foule d'autres causes.

Le choléra peut se déclarer subitement sans aucun prodrome , mais il est précédé le plus souvent de rapports acides et nidoreux , de pincements d'estomac et d'intestins, de cardialgie, d'anxiété , d'agitation et d'insomnie, enfin d'un état de fatigue et d'abattement de tous les membres, d'un sentiment de pesanteur au thorax , etc.

Après que ces symptômes ont duré quelque temps, tout-à-coup se manifestent des vomissements violents, des selles fréquentes et douloureuses accompagnées d'un bruit tumultueux au-dessus du nombril ; à mesure que la maladie fait des progrès , les douleurs générales , la cardialgie , les ténesmes , etc., deviennent de plus en plus intenses ; une soif ardente dévore les malades, des hoquets pénibles les tourmentent quelquefois, leurs urines ne sortent qu'avec la plus grande difficulté, bien souvent elles se suppriment; les extrémités se refroidissent, le battement de cœur ne se fait plus dans l'ordre accoutumé, des sueurs froides couvrent tout leur corps, de fortes crampes leur tiraillent les muscles des mollets; souvent ils tombent dans des défaillances profondes. Avec ces symptômes le pouls est retiré, petit et fréquent, la tête est en proie à des vertiges, toutes les parties du corps sont frappées de frissons pénétrants.

Quand la maladie est parvenue à son dernier degré, le visage revêt une teinte livide, les yeux sont mornes; le *facies* prend la forme hypocratique, le battement du pouls s'anéantit, un froid glacial pénètre tout le corps, la respiration est difficile, les évacuations disparaissent quelquefois et sont remplacées par des efforts violents mais inutiles. C'est au milieu de ces symptômes funestes que la mort enlève le plus souvent les malades.

Le but que l'on doit se proposer dans le traitement du choléra, est de corriger, d'adoucir, d'évacuer, de décomposer la matière morbifique, de seconder l'estomac et les organes qui la contiennent, dans les efforts qu'ils font pour l'expulser, de solliciter quelquefois les efforts lorsqu'ils n'existent point ou qu'ils sont trop faibles, de calmer ensuite la sensibilité de l'estomac, de dissiper les spasmes qui le frappent, enfin de ramener dans les organes le ton qu'ils ont perdu.

A la vérité, après tout ce qui a été fait et dit sur le choléra, on devrait d'abord être découragé de proposer de nouveaux moyens préservatifs et curatifs, alors surtout que des ouvrages relatifs à son traitement, et publiés par des hommes d'un grand mérite, n'ont eu qu'un succès très médiocre et les moyens y mentionnés un résultat peu favorable. Néanmoins, l'heureux succès qui est venu couronner mes efforts me permet de donner

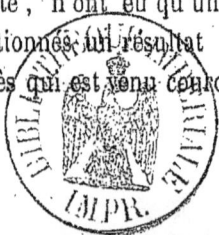

quelques conseils sur la conduite à suivre pendant que le fléau sévit dans une ville, et lorsqu'il se manifeste chez un individu afin de le combattre avec quelque avantage. C'est dans cet espoir que je viens aujourd'hui livrer mes observations au public.

Comme *moyens préservatifs*, je proposerai certaines mesures hygiéniques à prendre, beaucoup trop négligées, et les désinfectants; comme *moyens curatifs*, l'emploi des antinarcotico-âcres, les révulsifs actifs sur la peau et les purgatifs salins. Voici sur quoi je me base :

S'il est vrai, comme j'ai lieu de le croire et ainsi que le pensent mes confrères en général, que le choléra soit une maladie miasmatique, produite par un air chargé d'un principe délétère, ayant de grandes analogies, quant à ses effets, avec certains poisons narcotico-âcres, il serait rationnel alors de s'occuper des moyens propres à prévenir le mal, et dans tous les cas de le combattre par des antidotes appropriés (l'état de l'individu et le degré du mal doivent ici régler la conduite du praticien). En conséquence, il s'agirait d'abord de trouver un agent capable de détruire dans l'atmosphère les miasmes que nous supposons être la cause et le principe de la maladie. Cet agent pourrait se rencontrer parmi les corps simples non métalliques, le chlore par exemple. En 1773, le chlore, alors connu sous le nom d'acide muriatique oxygéné, fut employé avec un plein succès pour détruire une fièvre contagieuse qui régnait dans les prisons de Dijon (*Annales de Chimie*, tome 90, page 325). Le chlore a été encore employé avec un très-grand succès par MM. Thénard et Cluzel jeune, envoyés à Flessingues, en 1810, pour y combattre la mortalité qui décimait nos troupes (*Annales de Chimie*, tome 82). Le chlore administré d'une manière convenable et combiné à d'autres moyens rationnels, pourrait probablement arrêter dans sa marche l'ennemi qui désole chaque année plusieurs villes de France et de l'étranger. Chimique-

ment parlant, il devrait en être ainsi, ce gaz ayant la propriété
bien démontrée d'agir comme désinfectant en décomposant les
miasmes avec lesquels il est mis en contact, en s'emparant d'un
de leurs éléments, les changeant par conséquent et de nature et
de propriété.

Pendant l'épidémie de 1835, celle de 1837 et celles qui sont
venues après, on s'est servi du chlore, mais d'une manière
tout-à-fait incomplète et insignifiante même. Pour arriver à
un résultat favorable et s'assurer jusqu'à quel point ce gaz
pourrait être utile dans la maladie qui nous occupe, il faudrait
qu'on en fît généralement usage ; mais comme le chlore gazeux
ou liquide ne peut être manié par toute sorte de personnes,
je conseillerai de se servir de ses composés, et parmi ceux-ci
du chlorure de chaux, comme étant le moins cher et le plus
facile à se procurer, et jouissant comme les autres chlorures de
la propriété de neutraliser l'effet du poison miasmatique avec
lequel il est mis en contact.

Conséquemment, pour arriver au but que je me propose, il
faudrait qu'on employât le chlorure de chaux de la manière
suivante, savoir :

Que chacun eût soin, en temps de choléra, de placer dans
ses appartements des vases contenant plus ou moins de ce chlorure qu'on délayerait dans suffisante quantité d'eau (une partie
de chlorure pour trois ou quatre parties d'eau environ), et
qu'on agiterait de temps en temps pour en évaporer le chlore;

Qu'on eût la précaution d'en tenir dans les vases de nuit et
d'en ajouter une petite quantité à l'eau qui sert à se laver les
mains (dix grammes de chlorure dans un demi-litre d'eau
environ);

Qu'un portât sur soi un petit sachet aromatique chloruré;

Que chaque jour on se nettoyât les dents avec une poudre
dentifrice très-légèrement chlorurée ; il serait même bon que

les barbiers jetassent quelques gouttes de chlore dans l'eau qui sert à laver leurs clients. Il serait indispensable de placer dans les salles des établissements publics, dans les églises même, des baquets contenant du chlorure de chaux délayé dans suffisante quantité d'eau ; d'arroser les salles d'hôpitaux avec de l'eau légèrement chlorurée ; d'imprégner également de chlore le linge des malades en le laissant tremper quelque temps dans une eau chlorurée, ainsi que Thénard et Clusel jeune le pratiquèrent à Flessingue ; de blanchir aussi les murs de ces établissements avec une chaux additionnée de quelque peu de chlorure.

Le chlore peut être employé avec avantage contre toutes les maladies miasmatiques et contagieuses.

On doit encore aider à ces moyens préservatifs par un régime sévère, savoir :

Ne faire d'excès d'aucun genre, prendre ses repas à des heures fixes, être très-sobre, se nourrir de mets de facile digestion, de très-bonne nature, de bon goût, et bien préparés ;

Pendant le repas, boire du bon vin, vieux, s'il se peut ; l'étendre plus ou moins d'eau selon les habitudes et le tempérament de l'individu ;

Ajouter au vin de l'eau gazeuse de seltz au lieu de l'eau ordinaire, toutes les fois que la digestion devient pénible et difficile ;

Hors les repas ne boire que lorsque le besoin s'en fait sentir, et dans ce cas, choisir principalement des boissons toniques, telles que café, vermouth, absinthe étendue d'eau, bière, soda, limonade gazeuse, etc., et le tout pris avec modération.

Il faudrait aussi ne pas négliger l'emploi des bains entiers chaque fois qu'on se trouverait plus ou moins échauffé par suite d'une fatigue ou de toute autre cause ;

De se tenir le corps libre par quelques lavements émollients, de prendre au besoin des purgatifs salins, si l'on éprouvait quelque peu d'embarras et de tension dans l'abdomen. Ces purgatifs agissent comme préservatifs en débarrassant les voies digestives des matières dont la présence incommode et qui s'opposent à la bonne digestion. J'insiste ici sur *les lavements, les bains et les purgatifs comme étant les meilleurs préservatifs, et d'autant plus que la plupart tremblent d'en user en temps de choléra.* Il suffit cependant de raisonner un peu pour comprendre qu'une pareille médication ne doit avoir qu'un effet très salutaire, et sauvegarder même de la maladie en favorisant l'élimination de l'agent morbide.

Il est encore indispensable d'observer une grande sobriété dans l'usage des fruits, même reconnus de bonne nature et bien mûrs. De plus, ils ne doivent pas avoir été cueillis avant le lever du soleil. En voici la raison : on sait que la chaleur que le soleil développe pendant le jour a la propriété de dilater les corps soumis à son action, de les pénétrer de ses rayons, d'en évaporer les substances susceptibles de l'être et de les tenir en suspension dans l'air. Un effet contraire a lieu pendant la nuit: les plantes et les arbres rayonnant dans toutes les directions vers l'espace, perdent le calorique que leur a communiqué le soleil et se refroidissent ; par suite, les vapeurs miasmatiques contenues dans l'air ambiant se condensent et se déposent sur les végétaux, ce qui explique suffisamment pourquoi les fruits cueillis de grand matin et avalés immédiatement peuvent devenir dangereux et nuisibles à la santé. Par la même raison il est prudent de ne pas rester trop longtemps exposé à l'humidité de la nuit ; si néanmoins on devait se trouver dans ce cas, il faudrait se couvrir le corps et principalement les pieds avec de la flanelle.

Comme *moyens curatifs*, je conseillerai, lorsqu'on est appelé à donner ses soins à un cholérique, de lui administrer intérieurement de l'éther chloridrique à des doses un peu fortes, dans une potion tonique fractionnée selon le cas et l'individu,

De lui administrer surtout, soit en potion, soit par lavements, selon que la circonstance l'exige, des purgatifs salins,
et principalement du chlorure de sodium (sel marin), dont la
propriété est de dilater d'abord l'intestin, de le resserrer
ensuite et d'aviver la muqueuse plus ou moins altérée par l'effet
du poison miasmatique. On doit administrer le chlorure de
sodium à la dose de 30 à 40 grammes environ dissous
dans suffisante quantité d'eau de mélisse, et au besoin dans
de l'eau ordinaire, à prendre par portion brisée chaque
fois que le vomissement se renouvelle, et continuer ainsi jusqu'à cessation complète des nausées; en même temps il faut
administrer, lorsqu'il y a diarrhée, un lavement, plusieurs au
besoin, préparés avec 50 grammes de chlorure de sodium dans
de l'eau ordinaire chauffée au degré convenable; faire suivre
ce purgatif de quelques cuillerées de bouillon chaud demi-gras,
pousser ensuite à la peau par du vin blanc chaud sucré, du
café, de la tisane diaphorétique tonique, etc. Dans le traitement de la maladie qui nous occupe, j'ai administré le chlorure
de sodium avec beaucoup de succès : c'est ici le cas de *similia
similibus;* néanmoins son action n'est pas moins efficace.

Dans la période algide on devra frictionner très-vigoureuse-
ment les parties du corps refroidies ainsi que la poitrine et
l'abdomen avec du chlorure de chaux délayé dans trois fois son
volume d'eau froide ou de vinaigre. Cette friction a pour but de
développer du chlore autour du malade, de lui en faire respirer
par les pores et par les voies aériennes, de détruire dans l'air
ambiant l'agent toxique qui a déterminé chez lui la maladie, et
de produire un commencement de chaleur et par conséquent
une révulsion très-favorable.

Je conseillerai aussi de recouvrir immédiatement les mêmes
parties, la plante des pieds et les bras et les mains principalement, d'un cataplasme composé d'une partie de chlorure de
chaux et de deux ou trois parties de moutarde en poudre fine.
Ce cataplasme doit être préparé à l'eau froide. Ce mélange a la

propriété de développer une forte chaleur et de rétablir dans les parties engourdies et glacées la circulation plus ou moins suspendue par l'effet du miasme. Si on manquait de chlorure de chaux on emploierait en remplacement de la chaux vive en partie éteinte, en opérant de la même manière que j'ai indiqué ci-dessus pour le chlorure de chaux, avec cette seule différence qu'au lieu de deux tiers on n'en mettrait plus qu'un dixième.

Ces cataplasmes produisent de la vésication, surtout chez les personnes qui ont la peau fine ; cependant cela ne doit pas les faire rejeter de la pratique, car ils sont les seuls, en pareille circonstance, qui puissent procurer une révulsion prompte et active : du reste, c'est au praticien à les graduer selon qu'il le jugera convenable, à en surveiller l'action et au besoin à modifier ce traitement selon l'urgence du cas. Si malgré cette opération la chaleur ne reparaissait point et que le malade fût toujours livré au même danger, il faudrait, sans perdre de temps, lui faire prendre *un bain de vapeur*. Pour cela on doit se procurer plusieurs pierres de chaux-vive, les placer dans des vases creux à larges ouvertures, et y verser dessus 500 grammes d'eau environ ; dès que l'effervescence commence, y ajouter un verre de vinaigre (400 grammes à peu près). Le tout ainsi préparé, on transporte le vase dans l'intérieur du lit, à distance convenable du malade, dont la tête doit essentiellement être tenue libre et dégagée. On prolongera ce bain aussi longtemps qu'on le croira nécessaire, en ayant soin de renouveler les pierres de chaux et de soulever par un cerceau la couverture du lit.

Il résulte de cette opération un développement de chaleur excessivement prompt et actif.

Ce traitement doit être accompagné de quelques cuillerées d'une infusion tonique et sudorifique préparée soit avec les feuilles d'absinthe, le chamœdrys (germendrie), la petite centaurée, la gentiane, mêlée soit avec de la fleur de sureau, de coquelicot, de bourrache, etc., édulcorée avec du sirop de kina jaune et additionnée de cinq ou six gouttes d'ammoniaque liquide ou de quelques centigrammes de son acétate, puissant diaphorétique qui procure quelquefois une diaphorèse capable d'emporter les miasmes au dehors.

Dans le cas de suppression des urines, on administrera au malade, de temps à autre, un paquet composé avec

Digitale pourprée. . . . . 0 grammes 02
Oignons de scille en poudre. . 0 grammes 08

dans quelques cuillerées d'une tisane préparée avec les feuilles de fraisier.

J'aime à me persuader que par l'emploi des moyens susmentionnés, on pourrait prévenir et combattre au besoin avec succès cette terrible maladie, toutes les fois qu'elle ne commencerait pas par la mort. Dans ma pratique je m'en suis fort bien trouvé, et je ne saurais trop recommander de les expérimenter de nouveau.

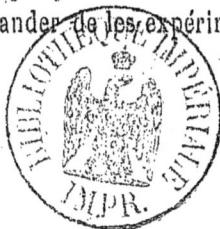

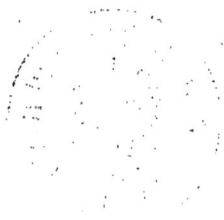